AF232868

# NOTE MINISTÉRIELLE DU 22 OCTOBRE 1897

RELATIVE

AUX CESSIONS A CHARGE DE REMBOURSEMENT A FAIRE PAR LES

# ÉTABLISSEMENTS DU SERVICE DE SANTÉ

## AUX CORPS DE TROUPE

POUR LES

## INFIRMERIES VÉTÉRINAIRES

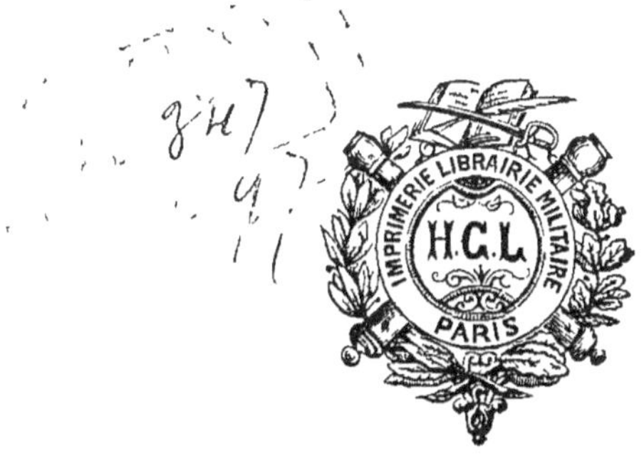


**PARIS**

## Henri CHARLES-LAVAUZELLE

**Editeur militaire**

11, PLACE SAINT-ANDRÉ-DES-ARTS, 11

(Même maison à Limoges.)

1898

# NOTE MINISTÉRIELLE DU 22 OCTOBRE 1897



AUX CESSIONS A CHARGE DE REMBOURSEMENT A FAIRE PAR LES

## ÉTABLISSEMENTS DU SERVICE DE SANTÉ

### AUX CORPS DE TROUPE

POUR LES

## INFIRMERIES VÉTÉRINAIRES

Le Ministre a décidé que les cessions de médicaments et de matériel du service de santé, qui peuvent être faites, à charge de remboursement, aux corps de troupe pour les infirmeries vétérinaires, conformément à l'article 431 du décret du 25 novembre 1889 portant règlement sur le service de santé de l'armée, seront désormais effectuées dans les conditions suivantes :

I. Les demandes de cessions (du modèle ci-joint) ne comprendront que les médicaments et objets indiqués par l'extrait ci-annexé de la nomenclature générale du matériel du service de santé et qui ne seraient pas achetés dans le commerce; elles seront établies en double expédition tous les trois mois et adressées du 15 au 20 du deuxième mois de chaque trimestre, séparément pour les médicaments et pour le matériel.

Ces demandes, approuvées par le vétérinaire principal directeur du ressort, et visées par le sous-intendant militaire, seront transmises par le directeur du service de l'intendance, au directeur du service de santé du corps d'armée où se trouve stationné l'établissement du service de santé chargé d'y donner suite.

Les conseils d'administration des corps seront avisés des cessions par le renvoi de l'une des expéditions de la demande, revêtue de l'approbation du directeur du service de santé dudit corps d'armée.

Les infirmeries vétérinaires continueront à être desservies, pour lesdites cessions, par les mêmes hôpitaux que les infirmeries régimentaires. Afin de réduire les frais de transport, les gestionnaires des hôpitaux militaires adresseront, autant que possible, simultanément aux corps de troupe les expéditions destinées aux infirmeries régimentaires et vétérinaires.

Le paiement des cessions faites à titre onéreux aux infirmeries vétérinaires aura lieu entre les mains des officiers d'administration gestionnaires des établissements livranciers dans les conditions déterminées par la note ministérielle du 20 février 1893, sauf pour le matériel appartenant au service de la remonte, dont la cession fera l'objet de récépissés de versements distincts adressés à le 2e Direction (Bureau des Remontes). Le montant des frais de transport est mis à la charge du service de santé (note ministérielle du 23 mai 1891).

Les demandes d'achat dans le commerce, approuvées par le vétérinaire principal directeur du ressort, seront autorisées par le sous-intendant militaire chargé de la surveillance administrative du corps.

II. L'ordre des matières, effets et objets compris dans la présente nomenclature, les dénominations et les prix ministériels doivent être rigoureusement suivis et appliqués dans toutes les écritures.

III. Les quantités inscrites dans la nomenclature en regard de chaque médicament ne sont qu'approximatives. Elles peuvent ne pas être atteintes, de même qu'elles peuvent être dépassées; mais dans ce dernier cas, le vétérinaire chef de service devra toujours indiquer les motifs qui rendent cette augmentation nécessaire.

Lorsque la quantité maxima inscrite dans la nomenclature sera insuffisante, elle devra être augmentée de l'une des quantités fixes inscrites à la suite de la première.

Les vétérinaires chefs de service doivent toujours se rendre un compte exact des restants avant de procéder à l'établissement de leurs demandes de médicaments, de manière à éviter toute majoration d'approvisionnements.

Les demandes de cessions et les demandes d'achat dans le commerce, établies par les vétérinaires chefs de service et vérifiées par le major, seront ensuite adressées au vétérinaire principal directeur du ressort qui les fera parvenir, revêtues de son approbation, au sous-intendant chargé de la surveillance administrative du corps.

IV. Les récipients vides et les matériaux d'emballage seront restitués aux établissements livranciers, toutes les fois que les frais d'expédition seront inférieurs à la valeur de ces objets.

Les récipients devront toujours être propres, en parfait état et prêts à être utilisés. Les frais de transport des objets reconnus inutilisables seront mis à la charge des expéditeurs.

Pour éviter les envois trop fréquents, les réexpéditions ne

devront avoir lieu que lorsque le poids ou le volume du matériel à expédier atteindra un chiffre convenable, mais on n'attendra jamais qu'il y ait accumulation excessive du matériel.

V. Les substances toxiques énumérées dans le tableau ci-après sont toujours placées dans le compartiment fermant à clef dont sont pourvues les armoires à médicaments; les prescriptions des articles 1, 3 et 4, rappelés plus loin, de la note sur la tenue de l'armoire aux poisons (insérée dans le formulaire pharmaceutique, page 265), leur sont applicables.

VI. Pour diminuer autant que possible les frais de transport, les corps de troupe stationnés dans des garnisons dépourvues d'hôpital militaire, sont autorisés à se procurer directement, par voie d'achat dans le commerce, les matières et objets suivis de la lettre A, lorsque ce prix d'achat ne dépassera pas le prix ministériel inscrit dans la nomenclature.

VII. Pour tous les médicaments et objets susceptibles d'être achetés dans le commerce, les demandes doivent toujours indiquer le prix d'achat ou de marché.

Lorsqu'un objet composé de plusieurs parties est incomplet, et qu'il peut être remis en usage après avoir été complété, la partie manquante sera demandée sous le même numéro détaillé que l'objet lui-même et avec une lettre de détail. Exemple : un mortier sans son pilon, ou un pilon sans son mortier.

Le chiffre des existants à porter sur les demandes de matériel doit toujours comprendre, non seulement les quantités d'objets réglementaires, mais encore celles des objets similaires qui diffèrent des types réglementaires.

Il est formellement interdit de porter un objet non réglementaire sur les demandes trimestrielles ou supplémentaires de matériel et de médicaments. Lorsqu'un objet non réglementaire sera reconnu nécessaire, il devra être porté sur un état spécial de demande qui sera transmis au Ministre (Direction de la cavalerie, Bureau de , remontes), appuyé d'un rapport motivé.

VIII. Le matériel de réserve ou de mobilisation (cantines vétérinaires, voitures de pharmacie) dont les corps sont détenteurs, doit toujours être tenu au complet et en bon état d'entretien. Les vétérinaires chefs de service devront donc procéder aux échanges nécessaires entre le matériel de réserve et celui du service courant.

IX. Les objets du matériel de la voiture de pharmacie vétérinaire, des cantines vétérinaires et les instruments de chirurgie, appartenant au service de la remonte générale (nomenclature L), doivent toujours être portés sur une demande spéciale adressée au Ministre (2e Direction, Bureau des Remontes), conformément aux prescriptions de la note du 19 avril 1857.

X. Lors des changements de garnison, les corps de troupe se conforment aux prescriptions de la note ministérielle du 19 janvier 1889.

XI. Les médicaments et objets qui existent dans les infirmeries vétérinaires et qui ne sont pas compris dans la nouvelle nomenclature, seront inscrits sur le registre de pharmacie avec des lettres A, B, C, etc., à la suite des numéros détaillés dont ils peuvent être rapprochés; ils seront utilisés jusqu'à épuisement ou jusqu'à ce que leur mise hors de service ait été prononcée.

XII. Les vétérinaires chefs de service sont autorisés à s'approvisionner de quelques flacons du modèle de ceux des cantines d'ambulance vétérinaire et de la voiture de pharmacie, afin de pouvoir procéder au remplacement immédiat de ces derniers, s'il venait à s'en briser.

XIII. Les récipients doivent toujours être revêtus d'une étiquette indiquant la tare du contenant, et, en grosses lettres, le nom de la substance.

Les hôpitaux militaires sont, de leur côté, tenus d'inscrire la tare sur tous les récipients d'expédition.

XIV. La note ministérielle du 19 octobre 1890 est abrogée.

# TABLEAU

*indiquant les substances toxiques qui doivent être renfermées dans les compartiments fermant à clef de l'armoire aux poisons :*

Acétanilide.
Acides concentrés; acide phénique.
Alcalis caustiques.
Alcaloïdes et leurs sels.
Alcoolature d'aconit.
Antimoine : toutes les préparations antimoniales.
Arsenic : toutes les préparations arsenicales.
Belladone : feuilles et préparations.
Cantharides : alcoolé; poudre.
Chloral hydraté.
Chloroforme.
Digitale : feuilles et préparations.
Euphorbe.
Huile de croton tiglium.
Mercure : sels de mercure et solutions mercurielles.
Opium et toutes ses préparations.
Plomb : acétates.
Réactifs et accessoires de laboratoire au poids.
Tabac : feuilles.
Zinc : chlorure et sulfate.

Il est expressément recommandé de ne jamais se servir de bouteilles à vin ordinaires ou ayant contenu des eaux minérales pour renfermer des composés toxiques.

*Extrait de la note sur la tenue de l'armoire aux poisons.* (Formulaire pharmaceutique, page 265.)

Art. 1ᵉʳ. L'armoire aux poisons doit fermer à clef; dès que le service est terminé, la clef en est mise en lieu sûr, sous la responsabilité du chef de service.

. . . . . . . . . . . . . . . . . . . . . . . . . . . . . . . . . . . . . . . . . . . . . . .

Art. 3. La dénomination inscrite sur les étiquettes doit porter en gros caractères le mot qui rappelle la propriété toxique. Ainsi on écrira : alcoolé d'**opium, arséniate** de soude.

Art. 4. Les récipients contenant les poisons doivent être entourés d'une bande de papier rouge-orangé de 10 à 13 millimètres environ de largeur. Cette bande doit faire le *tour complet* du flacon et les deux bouts doivent se recouvrir. Pour les substances les plus dangereuses, il convient, en outre, d'ajouter une étiquette portant en gros caractères le mot : **poison.**

ᵉ CORPS D'ARMÉE.

—

ᶜ TRIMESTRE.

—

Effectif : animaux.

MODÈLE Nº 9.

A établir sur papier
de 36 centimètres sur 23.

ᶜ RÉGIMENT D

ÉTAT de demande des quantités de *médicaments* ou de *matériel nécessaires* pour le
service vétérinaire.

| NUMÉROS de la CLASSIFICA-TION | | DÉNOMINATION. — (Suivre exactement l'ordre de la nomenclature.) | UNITÉ régle-men-taire. | QUANTITÉS | | | PRIX d'achat dans le commerce. | QUANTITÉS | | OBSERVA-TIONS. |
|---|---|---|---|---|---|---|---|---|---|---|
| sommaires. | détaillés. | | | nécessaires. | existantes. | demandées. | | expédiées. | à acheter dans le commerce. | |
| | | | | | | | | | | |

Vu :
*Le Major,*
(ou chef de détachement)

A        , le        189 .
*Le Vétérinaire, chef de service,*

Vu et vérifié :
*Le Sous-Intendant militaire
chargé de la surveillance administrative du corps,*

Vu et approuvé :
*Le Vétérinaire principal de 1ʳᵉ cl.,
Directeur du   ᵉ ressort,*

Vu : Bon à délivrer,
A        , le        189 .
*Le Directeur du service de santé
du   ᵉ corps d'armée,*

Vu et transmis :
*Le Directeur du service de l'intendance
du   ᵉ corps d'armée,*

Nota. — Les demandes de médicaments et les demandes de matériel seront portées sur des
   distincts établis d'après le modèle ci-dessus.

# TABLEAU

*indiquant les médicaments, objets de pansement, ustensiles de pharmacie et matériel d'exploitation, que les conseils d'administration des corps de troupe peuvent demander, à charge de remboursement, aux établissements du service de santé, pour les besoins des infirmeries vétérinaires.*

| Par unité sommaire | | Par unité détaillée | | Unité réglementaire. | Prix ministériel. | Quantités fixes pouvant être demandées pour 3 mois. | | | | Observations. |
|---|---|---|---|---|---|---|---|---|---|---|
| Numéro | Dénomination. | Numéro | Dénomination. | | | | | | | |

## CHAPITRE II.

### MÉDICAMENTS RÉACTIFS ET ACCESSOIRES.

| | | Numéro | Dénomination | Unité | Prix (fr. c.) | Q1 | Q2 | Q3 | Q4 | Observations |
|---|---|---|---|---|---|---|---|---|---|---|
| | | 3 | Acide acétique ordinaire.......... A. | Kilog. | 3 00 | 0 010 | » | » | » | Nota. — La lettre A indique les objets et médicaments pouvant être achetés dans le commerce. |
| | | 7 | — borique cristallisé.......... A. | Id. | 1 50 | 1 000 | 0 500 | 0 200 | » | |
| | | 13 | — phénique cristallisé........ A. | Id. | 3 50 | 0 500 | 0 200 | » | » | |
| | | 18 | — sulfurique du commerce.... A. | Id. | 0 30 | 1 000 | 0 500 | 0 200 | 0 100 | |
| | | 20 | — tartrique purifié............ A. | Id. | 5 00 | 0 200 | 0 100 | » | » | |
| | | 23 | Alcool à 95°.................. A. | Id. | 4 50 | 10 000 | 5 000 | 2 000 | 1 000 | |
| | | 28 | — dénaturé................... A. | Id. | 2 00 | 10 000 | 5 000 | 2 000 | 1 000 | |
| | | 31 | Alcoolature d'aconit.............. A. | Id. | 4 50 | 1 000 | 0 500 | 0 200 | » | |
| | | 41 | Alcoolé de cantharide.............. A. | Id. | 6 20 | 2 000 | 1 000 | 0 500 | » | |
| | | 44 | — d'extrait d'opium.......... A. | Id. | 12 00 | 0 200 | 0 100 | 0 050 | » | |
| | | 45 | — de gentiane............... A. | Id. | 3 50 | 2 000 | 1 000 | 0 500 | 0 200 | |
| | | 46 | — d'iode ................... A. | Id. | 7 70 | 2 000 | 1 000 | 0 500 | 0 200 | |
| | | 52 | — de quinquina gris.......... A. | Id. | 4 30 | 5 000 | 2 000 | 1 000 | 0 500 | |
| | | 58 | Aloès......................... A. | Id. | 1 00 | 2 000 | 1 000 | 0 500 | » | |
| | | 59 | Alumine. Alun................. A. | Id. | 0 30 | 1 000 | 0 500 | 0 200 | » | |
| | | 60 | — Alun desséché (calciné). A. | Id. | 1 00 | 1 000 | 0 500 | 0 200 | 0 100 | |
| | | 65 | Amidon de blé.................. A. | Id. | 0 70 | 1 000 | 0 500 | 0 200 | 0 100 | |
| | | 66 | Ammoniaque. Ammoniaque liquide A. | Id. | 0 50 | 0 500 | 0 200 | 0 100 | » | |
| | | 67 | — Acétate d'ammoniaque liquide............ A. | Id. | 1 30 | 2 000 | 1 000 | 0 500 | » | |
| | | 71 | — Chlorhydrate d'ammoniaque pulvérisé.. A. | Id. | 1 40 | 0 500 | 0 200 | » | » | |
| | | 78 | Antimoine. Emétique pulvérisé... A. | Id. | 4 30 | 0 500 | 0 200 | 0 100 | » | |
| | | 80 | — Kermès par voie sèche.... | Id. | 4 00 | 2 000 | 1 000 | 0 500 | » | |

| Numéro | Dénomination. | Numéro | Dénomination | Unité | Prix | Q1 | Q2 | Q3 | Q4 | Observations |
|---|---|---|---|---|---|---|---|---|---|---|
| 1 | Médicaments (au poids). | 84 | Arsenic. Acide arsénieux.......... A. | Id. | 0 50 | 0 500 | 0 200 | 0 100 | 0 050 | |
| | | 85 | — Arséniate de soude....... A. | Id. | 1 50 | 0 200 | 0 100 | 0 050 | 0 020 | |
| | | 86 | Assa fœtida .................. A. | Id. | 1 60 | 0 500 | 0 200 | 0 100 | 0 050 | |
| | | 87 | Atropine. Sulfate................... | Id. | 700 00 | 0 002 | 0 001 | 0 0005 | » | |
| | | 88 | Axonge....................... A. | Id. | 2 00 | 10 000 | 5 000 | 2 000 | 1 000 | |
| | | 97² | Bismuth. Salicylate................ | Id. | 32 00 | 0 200 | 0 100 | » | » | |
| | | 105 | Café torréfié.................. A. | Id. | 5 00 | 2 000 | 1 000 | 0 500 | » | |
| | | 106 | Caféine ...................... | Id. | 50 00 | 0 200 | 0 100 | 0 050 | » | |
| | | 107 | Camomille romaine. Fleur........ A. | Id. | 2 00 | 5 000 | 2 000 | 1 000 | 0 500 | |
| | | 108 | Camphre ...................... A. | Id. | 5 00 | 2 000 | 1 000 | 0 500 | 0 200 | |
| | | 112 | Caustique à l'azotate d'argent fondu (pierre infernale)........ | Id. | 140 00 | 0 050 | 0 020 | 0 010 | » | |
| | | 117 | — au sulfate de cuivre en cylindres.................. | Id. | 1 00 | 0 050 | 0 020 | » | » | |
| | | 121 | Chaux. Carbonate de chaux (craie). A. | Id. | 0 20 | 2 000 | 1 000 | » | » | |
| | | 128 | Chloral hydraté................. A. | Id. | 10 50 | 0 500 | 0 200 | 0 100 | » | |
| | | 129 | Chloroforme anesthésique........ A. | Id. | 6 00 | 1 000 | 0 500 | 0 200 | » | |
| | | 131 | Cire jaune..................... A. | Id. | 4 00 | 5 000 | 2 000 | 1 000 | » | |
| | | 132 | Cocaïne. Chlorhydrate.............. | Id. | 800 00 | 0 005 | 0 002 | 0 001 | » | |
| | | 135 | Collodion ..................... A. | Id. | 5 00 | 0 200 | 0 100 | 0 050 | » | |
| | | 144 | Crésyl (créoline ou produits similaires)..................... A. | Id. | 1 50 | 20 000 | 10 000 | 5 000 | 2 000 | |
| | | 145 | Cuivre. Sous-acétate de cuivre .... A. | Id. | 3 00 | 0 200 | 0 100 | 0 050 | » | |
| | | 146 | — Sulfate de cuivre.......... A. | Id. | 0 90 | 5 000 | 2 000 | 1 000 | 0 500 | |
| | | 154 | Eau distillée................... A. | Id. | 0 10 | 5 000 | 2 000 | 1 000 | » | |
| | | 171 | Esérine. Salicylate................. | Id. | 5.000 00 | 0 002 | 0 001 | 0 0005 | » | |
| | | 177 | Ether sulfurique rectifié.......... A. | Id. | 3 00 | 2 000 | 1 000 | 0 500 | » | |
| | | 180 | Extrait de belladone................ | Id. | 20 00 | 0 500 | 0 200 | 0 100 | » | |
| | | 198 | Fer. Perchlorure de fer liquide.... A. | Id. | 0 70 | 0 500 | 0 200 | 0 100 | » | |
| | | 200 | — Sulfate de fer du commerce... A. | Id. | 0 20 | 5 000 | 2 000 | 1 000 | » | |
| | | 202 | — Tartrate de fer et de potasse.. A. | Id. | 6 00 | 0 200 | 0 100 | 0 050 | » | |
| | | 215 | Glycérine officinale.............. A. | Id. | 2 00 | 1 000 | 0 500 | 0 200 | » | |
| | | 222 | Goudron de bois................ A. | Id. | 0 40 | 20 000 | 10 000 | 5 000 | 2 000 | |
| | | 227 | Gutta percha en feuilles.......... A. | Id. | 11 00 | 1 000 | 0 500 | 0 200 | » | |
| | | 231 | Huile d'arachide................ A. | Id. | 1 50 | 10 000 | 5 000 | 2 000 | » | |
| | | 232 | — de cade vraie............. A. | Id. | 1 20 | 2 000 | 1 000 | 0 500 | » | |
| | | 234 | — de croton tiglium.............. | Id. | 15 00 | 0 100 | 0 050 | 0 020 | » | |

| | DÉNOMINATION ET CLASSIFICATION DES MATIÈRES ET OBJETS. | | | UNITÉ réglementaire. | PRIX ministériel. | QUANTITÉS FIXES POUVANT ÈTRE DEMANDÉES pour 3 mois. | | | | OBSERVATIONS. |
|---|---|---|---|---|---|---|---|---|---|---|
| **PAR UNITÉ SOMMAIRE.** | | **PAR UNITÉ DÉTAILLÉE.** | | | | | | | | |
| Numéro | Dénomination. | Numéro | Dénomination. | | | | | | | |
| | | | | | fr. c. | | | | | |
| | | 237 | Huile de laurier................. A. | Kilog. | 2 50 | 0 500 | 0 200 | 0 100 | » | |
| | | 239 | — de ricin.................... A. | Id. | 1 60 | 10 000 | 5 000 | 2 000 | 1 000 | |
| | | 240 | — empyreumatique........... A. | Id. | 0 60 | 0 500 | 0 200 | 0 100 | » | |
| | | 245 | — volatile de térébenthine..... A. | Id. | 1 00 | 10 000 | 5 000 | 2 000 | » | |
| | | 249 | Iodoforme pulvérisé.............. A. | Id. | 55 00 | 0 200 | 0 100 | 0 050 | » | |
| | | 262 | Lin. Semence.................... A. | Id. | 0 60 | 20 000 | 10 000 | 5 000 | 2 000 | |
| | | 276 | Mercure. Biiodure de mercure.... A. | Id. | 34 00 | 0 100 | 0 050 | 0 020 | » | |
| | | 277 | — Calomel à la vapeur .... A. | Id. | 9 00 | 0 100 | 0 050 | 0 020 | » | |
| | | 280 | — Oxyde rouge de mercure. A. | Id. | 9 00 | 0 050 | 0 020 | » | » | |
| | | 282 | — Sublimé corrosif........ A | Id. | 8 00 | 0 500 | 0 200 | 0 100 | 0 050 | |
| | | 285 | Miel blanc...................... A. | Id. | 1 50 | 20 000 | 10 000 | 5 000 | 2 000 | |
| | | 287 | Morphine. Chlorhydrate.............. | Id. | 300 00 | 0 010 | 0 005 | 0 002 | » | |
| | | 289 | Moutarde noire. Semence......... A. | Id. | 0 80 | 10 000 | 5 000 | 2 000 | 1 000 | |
| | | 293[a] | Naphtol B.......................... | Id. | 15 00 | 0 500 | 0 200 | 0 100 | » | |
| | | 297 | Onguent basilicum............... A. | Id. | 2 00 | 5 000 | 2 000 | 1 000 | » | |
| | | 312 | Pilocarpine. Azotate................ | Id. | 6.500 00 | 0 005 | 0 002 | 0 001 | » | |
| | | 314 | Pilules de quinine à 1 décigramme... | Id. | 110 00 | 0 500 | 0 200 | 0 100 | » | |
| | | 316 | Plomb. Acétate neutre de plomb cristallisé........................ A. | Id. | 1 00 | 0 500 | 0 200 | » | » | |
| | | 320 | Plomb. Sous-acétate de plomb liquide...................... A. | Id. | 0 40 | 10 000 | 5 000 | 2 000 | 1 000 | |
| | | 325 | Poix noire ..................... A. | Id. | 0 40 | 1 000 | 0 500 | » | » | |
| | | 329 | Pommade mercurielle................ | Id. | 5 00 | 2 000 | 1 000 | 0 500 | » | |
| | | 330 | — populéum ............... A. | Id. | 4 00 | 5 000 | 2 000 | 1 000 | » | |
| | | 331 | Potassium. Azotate de potasse.... A. | Id. | 0 70 | 5 000 | 2 000 | 1 000 | » | |
| | | 333 | — Bromure de potassium... | Id. | 6 00 | 1 000 | 0 500 | 0 200 | » | |
| | | 334 | — Carbonate de potasse purifié............... A. | Id. | 0 60 | 2 000 | 1 000 | » | » | |
| | | 338 | — Crème de tartre soluble A. | Id. | 6 00 | 1 000 | 0 500 | 0 200 | » | |
| 1 | Médicaments (au poids) (suite). | 339 | — Iodure de potassium .. A. | Id. | 32 00 | 0 500 | 0 200 | 0 100 | » | |
| | | 340 | — Permanganate de potasse.................. A. | Id. | 3 50 | 1 000 | 0 500 | 0 200 | » | |
| | | 341 | — Polysulfure de potassium.............. A. | Id. | 0 60 | 2 000 | 1 000 | 0 500 | » | |
| | | 343 | — Savon vert............ A. | Id. | 0 50 | 10 000 | 5 000 | 2 000 | 1 000 | |
| | | 344 | — Silicate de potasse..... A. | Id. | 0 50 | 2 000 | 1 000 | 0 500 | » | |
| | | 350 | Poudre de cantharide................ | Id. | 20 00 | 1 000 | 0 500 | 0 200 | 0 100 | |
| | | 351 | — de charbon végétal ........ A. | Id. | 0 60 | 1 000 | 0 500 | 0 200 | » | |
| | | 354 | — d'euphorbe................... | Id. | 2 20 | 0 500 | 0 200 | 0 100 | 0 050 | |
| | | 355 | — de gentiane................ A. | Id. | 0 60 | 5 000 | 2 000 | 1 000 | » | |
| | | 364 | — de moutarde dite «Rigollot». A. | Id. | 2 50 | 20 000 | 10 000 | 5 000 | 2 000 | |
| | | 368 | — de quinquina gris n° 2......... | Id. | 2 30 | 1 000 | 0 500 | 0 200 | » | |
| | | 372 | — de réglisse n° 2............. A. | Id. | 1 00 | 10 000 | 5 000 | 2 000 | 1 000 | |
| | | 394[a] | Salicylate de phényle (salol) ......... | Id. | 34 00 | 0 100 | 0 050 | » | » | |
| | | 413 | Sodium. Bicarbonate de soude.... A. | Id. | 0 40 | 2 000 | 1 000 | 0 500 | » | |
| | | 415 | — Carbonate de soude cristaux A. | Id. | 0 20 | 2 000 | 1 000 | » | » | |
| | | 417 | — Salicylate de soude...... A. | Id. | 24 00 | 0 500 | 0 200 | 0 100 | » | |
| | | 418 | — Savon blanc............ A. | Id. | 0 80 | 2 000 | 1 000 | 0 500 | » | |
| | | 420 | — Sel blanc.............. A. | Id. | 0 30 | 10 000 | 5 000 | 2 000 | 1 000 | |
| | | 421 | — Sulfate de soude........ A. | Id. | 0 20 | 50 000 | 20 000 | 10 000 | 5 000 | |
| | | 430 | Soufre en canon pour désinfections. A. | Id. | 0 20 | 2 000 | 1 000 | 0 500 | » | |
| | | 431 | — sublimé.................... A. | Id. | 0 30 | 5 000 | 2 000 | 1 000 | 0 500 | |
| | | 440 | Tabac, feuilles.................... | Id. | 9 00 | 1 000 | 0 500 | 0 200 | » | |
| | | 441 | Tanin........................ A. | Id. | 7 00 | 0 500 | 0 200 | 0 100 | » | |
| | | 442 | Térébentine oléo-résine........... A. | Id. | 2 50 | 2 000 | 1 000 | 0 500 | » | |
| | | 453 | Vaseline blonde.............. A. | Id. | 1 50 | 5 000 | 2 000 | 1 000 | 0 500 | |
| | | 454 | Veratrine....................... | Id. | 200 00 | 0 005 | 0 002 | 0 001 | » | |
| | | 461 | Vinaigre blanc............... A. | Id. | 0 60 | 10 000 | 5 000 | 2 000 | 1 000 | |
| | | 463 | Zinc. Chlorure de zinc liquide..... A. | Id. | 0 30 | 1 000 | 0 500 | 0 200 | » | |
| | | 464 | — Oxyde de zinc............. A. | Id. | 2 00 | 0 500 | 0 200 | 0 100 | » | |
| | | 466 | — Sulfate de zinc ordinaire .... A. | Id. | 0 40 | 0 500 | 0 200 | 0 100 | » | |
| | | 469 | Acide lactique.................. A. | Id. | 12 00 | 0 500 | 0 200 | 0 100 | » | |
| 2 | Médicaments (au nombre) | 9 | Granules de digitaline amorphe à 1/2 mg. | Nombre | 0 01 | 5 000 | 2 000 | 1 000 | 500 | |
| | | 11 | — de sulfate de strychnine à 1 mg. | Id. | 0 01 | 2 000 | 1 000 | 500 | 200 | |

| | DÉNOMINATION ET CLASSIFICATION DES MATIÈRES ET OBJETS. | | | UNITÉ réglementaire. | PRIX ministériel. | QUANTITÉS approximativement nécessaires pendant 3 mois. | OBSERVATIONS. |
|---|---|---|---|---|---|---|---|
| | PAR UNITÉ SOMMAIRE. | | PAR UNITÉ DÉTAILLÉE. | | | | |
| Numéro | Dénomination. | Numéro | Dénomination. | | | | |
| | | | | | fr. c. | | |
| 2 | Médicaments (au nombre)........ | 16 | Taffetas anglais (bande de 10 centimètres sur 5). | Nombre | 0 10 | Suivant les besoins. | |
| 3 | Médicaments (au mètre)........ | 1 | Baudruche gommée de 0m,10 de largeur..... | Mètre. | 0 70 | 1 | |
| | | 2 | Percaline agglutinative de 10 centimètres.... | Id. | 0 20 | 4 | |
| 4 | Accessoires de pharmacie (au poids)... | 6 | Papier parchemin.......................... | Kilog. | 3 00 | 0 500 | |
| | | 7 | Paraffine............................. | Id. | 2 20 | 0 500 | |
| | | 1 | Boîtes en sapin assorties (le cent)........ A. | Nombre | 1 10 | 12 | |
| | | 2 | Bouchon de liège, grand (le cent)........ A. | Id. | 2 80 | 25 | |
| | | 3 | — — petit (le cent)........ A. | Id. | 1 80 | 50 | |
| | | 6 | Etiquettes à bocaux imprimées de 9 et 11 centimètres (le cent).................... | Id. | 9 00 | Suivant les besoins. | |
| | | 7 | Etiquettes à bocaux non imprimées, blanches ou rouge orangé de 9, 11 et 13 centimètres (le cent)........................... | Id. | 1 50 | Id. | |
| 5 | Accessoires de pharmacie (au nombre). | 8 | Etiquettes passe-partout blanches ou rouge orangé, de 6, 8 et 10 centimètres (le cent). | Id. | 0 50 | Id. | |
| | | 9 | Etiquettes pour les poisons (le cent).......... | Id. | 0 50 | Id. | |
| | | 14 | Fiole à médecine, verre blanc ou jaune, de 250 millilitres................. | Id. | 0 10 | 4 | |
| | | 15 | — de 125 millilitres......... | Id. | 0 08 | 12 | |
| | | 16 | — de 60 millilitres......... | Id. | 0 06 | 5 | |
| | | 17 | — de 30 millilitres......... | Id. | 0 05 | 5 | |
| | | 20 | Papier à filtrer ordinaire, blanc ou gris (la main)........................... A. | Id. | 0 60 | 1 | |
| | | 24 | Papier bulle dit à enveloppes (la main)... A. | Id. | 0 50 | 2 | |
| | | 26 | Papier rouge orangé, gommé, pour étiqueter les médicaments dangereux (la main)...... | Id. | 2 00 | 1/4 | 6 feuilles. |



| | | | | UNITÉ réglementaire. | PRIX ministériel. | QUANTITÉS approximativement nécessaires pendant 3 mois. | OBSERVATIONS. |
|---|---|---|---|---|---|---|---|
| | | 11 | Alcool absolu........................ | Kilog. | 8 00 | 0 050 | |
| | | 26 | Aniline. Aniline purifiée .................... | Id. | 10 00 | 0 005 | |
| | | 34 | Baume du Canada ......................... | Id. | 12 00 | 0 020 | |
| | | 36 | Bleu de méthylène........................ | Id. | 70 00 | 0 005 | |
| | | 56 | Eosine soluble à l'alcool ................... | Id. | 60 00 | 0 005 | |
| | | 57 | Essence de girofle......................... | Id. | 35 00 | 0 010 / 0 005 | |
| 7 | Réactifs et accessoires de laboratoire (au poids)......... | 65 | Fuschine à l'alcool cristallisée .............. | Id. | 30 00 | 0 005 | |
| | | 67 | Gélose (agar-agar)...................... | Id. | 6 50 | 0 010 | |
| | | 68 | Glycérine pure à 1,26, anhydre.............. | Id. | 3 00 | 0 020 | |
| | | 71 | Indigo carmin desséché.................... | Id. | 125 00 | 0 002 | |
| | | 72 | Ligroïne (essence de pétrole blanche rectifiée à 0,700) (1)..................... | Id. | 3 00 | Suivant les besoins. | (1) Pour chauffer les cautères. |
| | | 93 | Potasse caustique à l'alcool pure........... | Id. | 20 00 | 0 005 | |
| | | 123 | Vert de méthyle cristallisé................. | Id. | 55 00 | 0 005 | |
| | | 124 | Violet de gentiane........................ | Id. | 30 00 | 0 005 | |
| | | 126 | — de méthyle, 5 B................... | Id. | 28 00 | 0 005 | |
| | | 1 | Agitateur en verre....................... | Nombre | 0 10 | 5 | |
| | | 14 | Lame dite « porte-objet » (la dizaine)........ | Id. | 0 90 | 1 | |
| | | 15 | Lamelle carrée dite « couvre-objet » (le cent) | Id. | 5 00 | 25 | |
| 8 | Réactifs et accessoires de laboratoire (au nombre)...... | 16 | Moelle de sureau (le paquet)............... | Id. | 0 50 | 1 | |
| | | 18 | Papier tourne-sol bleu au rouge (le cahier).. | Id. | 0 15 | 1 | |
| | | 22 | Tube fermé, pour essais, de 16 centimètres de long sur 15 millimètres de diamètre (la dizaine).......................... | Id. | 1 00 | 5 | |
| | | 23 | Valet en paille tressée.................... | Id. | 0 50 | 1 | |
| | | 25 | Verre de montre de 60 millimètres et au-dessous ........................... | Id. | 0 10 | 5 | |

**MATÉRIEL.**

## CHAPITRE III.

### APPAREILS ET OBJETS DE PANSEMENT ET DE PROTHÈSE.

### Instruments de chirurgie.

| | | | | | | | |
|---|---|---|---|---|---|---|---|
| 9 | Matières et objets de pansement (au nombre)............... | 9 | Bande roulée en flanelle de 3 mètres sur 0m,05. | Id. | 0 70 | 4 | |
| | | 10 | — — de 5 mètres sur 0m,07. | Id. | 1 30 | 2 | |
| | | 19 | — en toile, de 3 mètres sur 0m,05. | Id. | 0 25 | 5 | |

| | | | | | | | |
|---|---|---|---|---|---|---|---|
| DÉNOMINATION ET CLASSIFICATION DES MATIÈRES ET OBJETS. | | | | UNITÉ réglementaire. | PRIX ministériel. | QUANTITÉS approximativement nécessaires pendant 3 mois. | OBSERVATIONS. |
| PAR UNITÉ SOMMAIRE. | | PAR UNITÉ DÉTAILLÉE. | | | | | |
| Numéro | Dénomination. | Numéro | Dénomination. | | | | |
| | | | | | fr. c. | | |
| 9 | Matières et objets de pansement (au nombre. (*Suite*)........ | 21 | Bande roulée en toile de 3 mètres sur 0m,06. | Nombre | 0 25 | 5 | |
| | | 22 | — — de 4m,50 sur 0m,85... | Id. | 0 30 | 4 | |
| | | 23 | Catgut (flacon de). | Id. | 1 00 | 2 | Nᵒˢ 0, 1, 2, 3, 4. Chaque flacon renferme 10 mètres de catgut conservé dans de l'huile phéniquée au 1/5°. |
| | | 24 | Compresse en toile, grande. | Id. | 0 25 | 4 | |
| | | 28 | Coton hydrophile (paquet de 0k,250). | Id. | 2 00 | 4 | |
| | | 29 | Crins de cheval (paquet de). | Id. | 0 50 | 2 | |
| | | 30 | Crins de Florence purifiés (flacon de gros)... | Id. | 4 00 | 1 | |
| | | 37 | Epingles à pansement (le cent) A. | Id. | 0 50 | Suivant les besoins. | |
| | | 38 | — de sûreté (boîte de 12). | Id. | 0 30 | 2 | |
| | | 40 | Fil de chanvre pour ligatures (bobine de).... | Id. | 0 30 | Suivant les besoins. | |
| | | 42 | Gaze à pansement non apprêtée, en 0m,70 de large (paquet de 10 mètres). | Id. | 2 20 | 1 | |
| | | 44 | Ouate de tourbe en nappe (paquet de 0k,250). | Id. | 0 40 | Suivant les besoins. | |
| | | 45 | Protective (paquet de). | Id. | 0 80 | 2 | |
| | | 46 | Soie à ligatures antiseptiques (bobine de) n° 2. | Id. | 1 50 | 1 | |
| | | | — — n° 4. | Id. | 1 50 | 1 | |
| | | 49 | Tube à drainage en caoutchouc, feuille Mackintosh de un mètre de long. | Id. | 1 00 | 2 | Des nᵒˢ 8, 10, 12, 14, 16, 18, 20, 22, 24, 26, 28, 30 de la filière métrique. |



| | | | | | | | |
|---|---|---|---|---|---|---|---|
| 10 | Matières et objets de pansement (au poids)........... | 3 | Coton cardé pour rembourrage. A. | Kilog. | 2 50 | Suivant les besoins. | |
| 12 | Objets accessoires pour pansements. | 6 | Bassin en porcelaine pour instruments (moyen). | Nombre | 8 00 | 1 | |
| | | 13 | Brosse à antisepsie. | Id. | 1 00 | 1 | |
| | | 15 | Compte-gouttes à tube de caoutchouc pour instillations. A. | Id. | 0 25 | 2 | |
| | | 18 | Cuvette à pansement en fer battu, étamée (grande). A. | Id. | 1 00 | 1 | |
| | | 19 | — (petite). A. | Id. | 0 80 | 1 | |
| | | 37 | Pinceau en blaireau pour pansement (grand) A. | Id. | 1 00 | 1 | |
| | | 38 | — (petit) A. | Id. | 0 50 | 1 | |
| | | 40 | Ruban métrique. A. | Id. | 0 30 | 1 | |
| 18 | Instruments et objets composant les boîtes du nouvel arsenal chirurgical. | 371 | Serre-fine (grande). | Id. | 0 60 | 3 | |
| 21 | Instruments et objets indépendants des boîtes de l'arsenal chirurgical....... | 34 | Feuilles à température (le cent). | Id. | 1 00 | 25 | |
| | | 53 | Pulvérisateur à soufflerie en caoutchouc. | Id. | 10 00 | 1 | |
| | | 70 | Thermomètre médical à maxima. | Id. | 6 00 | 1 | |

### CHAPITRE IV.

APPAREILS ET INSTRUMENTS DE BACTÉRIOLOGIE, DE PHYSIQUE ET DE CHIMIE.

| | | | | | | | |
|---|---|---|---|---|---|---|---|
| 29 | Appareils et instruments de physique et de chimie...... | 63 | Capsules en porcelaine ordinaire de 50 centil. | Id. | 2 00 | 1 | |
| | | 64 | — — de 25 centil. | Id. | 1 50 | 2 | |
| | | 65 | — — de 12 centilitres et au-dessous. | Id. | 1 00 | 2 | |
| | | 146 | Eprouvette à pied en verre sans bec de 8 centilitres. | Id. | 0 40 | 2 | |
| | | 187 | Lampe à alcool en cristal, moyenne. | Id. | 1 75 | 1 | |
| | | 191 | Loupe à main. A. | Id. | 8 00 | 1 | |
| | | 200 | Matras en verre vert, à fond plat, de 50 centil. | Id. | 0 30 | 2 | |
| | | 201 | — — de 25 centilitres et au-dessous. | Id. | 0 20 | 2 | |
| | | 219 | Pince en bois pour matras. | Id. | 0 80 | 1 | |
| | | 246 | Support en bois pour 12 tubes à essais. | Id. | 2 00 | 1 | |

| | | | DÉNOMINATION ET CLASSIFICATION DES MATIÈRES ET OBJETS. | | UNITÉ réglementaire. | PRIX ministériel. | QUANTITÉS approximativement nécessaires pendant 3 mois. | OBSERVATIONS. |
|---|---|---|---|---|---|---|---|---|
| | | | PAR UNITÉ SOMMAIRE. | PAR UNITÉ DÉTAILLÉE. | | | | |
| Numéro | Dénomination. | Numéro | | Dénomination. | | fr. c. | | |
| | | | | **CHAPITRE V.** | | | | |
| | | | | MATÉRIEL DE PHARMACIE. | | | | |
| | | 20 | Bassine à cul de poule avec couvercle, de 5 litres............ A. | | Nombre | 12 00 | 1 | |
| | | 29 | Boîte en chêne, moyenne............ A. | | Id. | 6 50 | 1 | |
| | | 42 | Capsule vernie vert clair, pour bocaux de 2 litres............ A. | | Id. | 0 70 | 10 | |
| | | 43 | — de 1 litre............ A. | | Id. | 0 50 | 18 | |
| | | 44 | — pour flacons, grande..... A. | | Id. | 0 40 | 10 | |
| | | 45 | — — moyenne ... A. | | Id. | 0 30 | 10 | |
| | | 46 | — — petite....... A. | | Id. | 0 25 | 10 | |
| | | 57 | Couteau de pharmacie............ A. | | Id. | 0 90 | 1 | |
| | | 66 | Entonnoir en fer battu de 2 litres........ A. | | Id. | 2 50 | 1 | |
| | | 68 | — en verre double de 1 litre ..... A. | | Id. | 0 40 | 1 | |
| | | 69 | — — de 50 centil... A. | | Id. | 0 30 | 1 | |
| | | 70 | — — de 25 centil... A. | | Id. | 0 20 | 1 | |
| | | 85 | Flacon rond bouché à l'émeri, à ouverture large, de 2 litres............ | | Id. | 1 00 | 4 | |
| | | 86 | — de 1 litre............ | | Id. | 0 70 | 4 | |
| | | 87 | — de 50 centilitres............ | | Id. | 0 50 | 4 | |
| | | 89 | — de 12 centilitres............ | | Id. | 0 40 | 4 | |
| | | 115 | Flacon, dit poudrier, de 2 litres............ | | Id. | 0 60 | 2 | |
| | | 117 | — — de 1 litre............ | | Id. | 0 40 | 2 | |
| | | 118 | — — de 75 centilitres........ | | Id. | 0 30 | 2 | |
| | | 119 | — — de 50 centilitres........ | | Id. | 0 20 | 4 | |
| | | 120 | — — de 25 centilitres........ | | Id. | 0 20 | 4 | |
| | | 122 | — — de 6 centilitres........ | | Id. | 0 10 | 4 | |
| 30 | Appareils et instruments de pharmacie............ | 143 | Mortier en cristal, de 1 litre............ | | Id. | 5 00 | 1 | |
| | | 145 | — — de 25 centilitres......... | | Id. | 2 00 | 1 | |
| | | 153 | — en marbre, de 5 litres............ | | Id. | 45 00 | 1 | |
| | | 161 | — en porcelaine émaillée, avec pilon assorti, de 1 litre............ | | Id. | 6 00 | 1 | |
| | | 164 | Moulin de pharmacie à cylindre cannelé, petit............ | | Id. | 90 00 | 1 | |
| | | 171 | Pot cylindrique en grés non vernissé de 10 litres | | Id. | 0 70 | 1 | |
| | | 172 | — — de 6 litres. | | Id. | 0 50 | 2 | |
| | | 173 | — — de 4 litres. | | Id. | 0 40 | 4 | |
| | | 174 | — — de 2 litres. | | Id. | 0 30 | 4 | |
| | | 175 | — — vernissé de 10 litres. | | Id. | 2 00 | 1 | |
| | | 176 | — — — de 6 litres. | | Id. | 1 20 | 2 | |
| | | 177 | — — — de 4 litres. | | Id. | 0 80 | 2 | |
| | | 178 | — — — de 2 litres. | | Id. | 0 50 | 4 | |
| | | 179 | — — — de 1 litre.. | | Id. | 0 30 | 6 | |
| | | 180 | — — — de 50 centil. | | Id. | 0 20 | 8 | |
| | | 181 | Pot de pharmacie avec couvercle de 1 litre.. | | Id. | 2 50 | 20 | |
| | | 182 | — — de 50 centil. | | Id. | 1 80 | 6 | |
| | | 183 | — dit canon sans couvercle de 2 litres..... | | Id. | 0 60 | 10 | |
| | | 185 | — — de 1 litre...... | | Id. | 0 30 | 8 | |
| | | 186 | — — de 50 centilitres | | Id. | 0 20 | 10 | |
| | | 202 | Spatule en bois de hêtre de 40 centimètres. A. | | Id. | 0 50 | 2 | |
| | | 205 | — en buis de 14 centimètres ....... A. | | Id. | 0 30 | 2 | |
| | | 206 | — en fer, à grain et à poudre......... | | Id. | 3 00 | 1 | |
| | | 207 | — ordinaire, de 50 centimètres.... A. | | Id. | 1 50 | 2 | |
| | | 208 | — — de 30 centimètres.... A. | | Id. | 1 00 | 2 | |
| | | 210 | — en os, de 16 centimètres........ A. | | Id. | 0 70 | 1 | |
| | | 211 | — — de 11 centimètres........ A. | | Id. | 0 60 | 1 | |
| | | 231 | Trébuchet à pédale, sensible au centigramme. | | Id. | 37 00 | 1 | |
| | | 233 | Verre gradué pour eau distillée de 250 gram. | | Id. | 3 00 | 1 | |
| | | 234 | — — de 125 gram. | | Id. | 2 00 | 1 | |
| | | 235 | — — de 60 gram. | | Id. | 1 50 | 1 | |
| | | | | **CHAPITRE VI.** | | | | |
| | | | | COUCHAGE, HABILLEMENT, LINGERIE, CHAUSSURE. | | | | |
| 32 | Habillement, linge et chaussure............ | 21 | Manches en serge noire (paire de)........ A. | | Id. | 2 00 | 3 | |
| | | 29 | Sarrau de médecin............ | | Id. | 7 00 | 1 | |
| | | 31 | Tablier de médecin............ A. | | Id. | 3 00 | 3 | |

| Numéro | Dénomination (par unité sommaire) | Numéro | Dénomination (par unité détaillée) | Unité réglementaire | Prix ministériel | Quantités approximativement nécessaires pendant 3 mois | Observations |
|---|---|---|---|---|---|---|---|
| | | | | | fr. c. | | |
| 33 | Lingerie de service.. | 6 | Serviette de toile pour la toilette........ A. | Nombre | 1 20 | 3 | |
| | | 7 | Torchon.................................... A. | Id. | 0 70 | 4 | |

### CHAPITRE VII.

#### MATÉRIEL AFFECTÉ A DIVERS SERVICES SPÉCIAUX.

| Numéro | Dénomination (par unité sommaire) | Numéro | Dénomination (par unité détaillée) | Unité réglementaire | Prix ministériel | Quantités approximativement nécessaires pendant 3 mois | Observations |
|---|---|---|---|---|---|---|---|
| 37 | Objets pour le service de la cuisine...... | 14 | Bouilloire en cuivre de 2 litres.......... A. | Id. | 6 00 | 1 | |
| | | 15 | — de 1 litre............ A. | Id. | 4 00 | 1 | |
| | | 22 | Cafetière à filtre, en fer-blanc, de 2 litres. A. | Id. | 3 00 | 1 | |
| | | 111 | Passoire de 3 litres, en fer battu étamé.. A. | Id. | 2 50 | 1 | |
| | | 115 | — en fer-blanc, petite............. A. | Id. | 1 00 | 1 | |
| 38 | Objets pour le service de la dépense et de la cave............ | 32 | Main à denrée, en fer-blanc, petite...... A. | Id. | 1 20 | 1 | |
| 41 | Outils et ustensiles pour jardin........ | 1 | Arrosoir de jardin en zinc................ A. | Id. | 6 00 | 1 | |
| | | 20 | Pompe à main pour arrosage, en cuivre . A. | Id. | 12 00 | 1 | |

### CHAPITRE VIII.

#### MATÉRIEL D'USAGE GÉNÉRAL.

| Numéro | Dénomination (par unité sommaire) | Numéro | Dénomination (par unité détaillée) | Unité réglementaire | Prix ministériel | Quantités approximativement nécessaires pendant 3 mois | Observations |
|---|---|---|---|---|---|---|---|
| | | 9 | Balance Roberval, de la portée de 5 kilogr. A. | Id. | 10 00 | 1 | |
| | | 11 | — — de 1 kilogr. A. | Id. | 8 00 | 1 | |



| Numéro | Dénomination (par unité sommaire) | Numéro | Dénomination (par unité détaillée) | Unité réglementaire | Prix ministériel | Quantités approximativement nécessaires pendant 3 mois | Observations |
|---|---|---|---|---|---|---|---|
| 43 | Balances, poids et mesures.......... | 29 | Mesure en étain, double litre............ A. | Id. | 8 00 | 1 | |
| | | 30 | — litre.................... A. | Id. | 5 50 | 1 | |
| | | 31 | — demi-litre.............. A. | Id. | 4 00 | 1 | |
| | | 32 | — double décilitre........ A. | Id. | 2 00 | 1 | |
| | | 33 | — décilitre............... A. | Id. | 1 20 | 1 | |
| | | 34 | — demi-décilitre.......... A. | Id. | 0 90 | 1 | |
| | | 35 | — double centilitre....... A. | Id. | 0 60 | 1 | |
| | | 36 | — centilitre.............. A. | Id. | 0 50 | 1 | |
| | | 51 | Poids en fonte de cuivre, de 2 kilogr..... A. | Id. | 4 50 | 1 | |
| | | 52 | — — de 1 kilogr..... A. | Id. | 3 00 | 1 | |
| | | 53 | — — de 500 grammes. A. | Id. | 2 00 | 1 | |
| | | 54 | — — de 200 grammes. A. | Id. | 1 00 | 1 | |
| | | 55 | — — de 100 grammes. A. | Id. | 0 90 | 1 | |
| | | 56 | — — de 50 grammes. A. | Id. | 0 80 | 1 | |
| | | 57 | — — de 20 grammes. A. | Id. | 0 60 | 1 | |
| | | 58 | — — de 10 grammes. A. | Id. | 0 50 | 1 | |
| | | 59 | — — de 5 grammes. A. | Id. | 0 40 | 1 | |
| | | 60 | — — de 2 grammes. A. | Id. | 0 30 | 1 | |
| | | 61 | — — de 1 gramme.. A. | Id. | 0 20 | 1 | |
| 44 | Chauffage et éclairage............ | 1 | Abat-jour pour lampe, complet........... A. | Id. | 1 50 | 1 | |
| | | 6 | Balai de crin, pour foyer................. A. | Id. | 1 50 | 1 | |
| | | 8 | Bougeoir en cuivre....................... A. | Id. | 2 00 | 1 | |
| | | 14 | Ciseaux à lampe, grands................. A. | Id. | 2 00 | 1 | |
| | | 29 | Lampe à modérateur, petite............. A. | Id. | 7 50 | 1 | |
| | | 31 | Lanterne applique, avec lampe et réflecteur. | Id. | 5 00 | 1 | |
| | | 32 | — carrée portative, avec lampe et porte-bougie | Id. | 8 00 | 1 | |
| | | 37 | Pelle à charbon, emmanchée............. A. | Id. | 3 50 | 1 | |
| | | 45 | Pincette pour cheminée.................. A. | Id. | 1 50 | 1 | |
| | | 63 | Réchaud ordinaire en tôle................ A. | Id. | 3 00 | 1 | |
| | | 67 | Seau à charbon en tôle................... A. | Id. | 3 50 | 1 | |
| | | 70 | Soufflet de cheminée..................... A. | Id. | 1 50 | 1 | |
| | | 76 | Tisonnier moyen......................... A. | Id. | 3 00 | 1 | |
| 50 | Objets de bureau.... | 18 | Planchette de visite garnie d'un encrier..... | Id. | 1 50 | 1 | |
| 51 | Objets mobiliers et ustensiles en bois (au nombre)....... | 5 | Brosse à habit............................. | Id. | 3 00 | 1 | |

| DÉNOMINATION ET CLASSIFICATION DES MATIÈRES ET OBJETS. | | | | UNITÉ réglementaire. | PRIX ministériel. | QUANTITÉS approximativement nécessaires pendant 3 mois. | OBSERVATIONS. |
|---|---|---|---|---|---|---|---|
| **PAR UNITÉ SOMMAIRE.** | | **PAR UNITÉ DÉTAILLÉE.** | | | | | |
| Numéro | Dénomination. | Numéro | Dénomination. | | | | |
| | | | | | fr. c. | | |
| 53 | Objets mobiliers et ustensiles en métal. | 16 | Ciseaux moyens (paire de).. ............ A. | Nombre | 1 50 | 1 | |
| | | 40 | Tire-bouchon ordinaire.................. A. | Id. | 0 60 | 1 | |
| 54 | Objets mobiliers et ustensiles en terre, pierre et verre .... | 6 | Cuvette en porcelaine................... A. | Id. | 1 50 | 1 | |
| | | 13 | Pot à l'eau en porcelaine ............... A. | Id. | 1 50 | 1 | |
| 55 | Rideaux, housses et accessoires........ | 24 | Rideau en mousseline en 1ᵐ,20 pour vitrage au-dessus de 3 mètres................. A. | Id. | 4 00 | Suivant les besoins. | |
| 57 | Tapis (au mètre carré)..... | 1 | Tapis en drap vert....................... A. | Mèt.car. | 11 00 | | |
| | | 2 | — en linoléum pour carrelage et parquet................................. A. | Id. | 4 00 | | |
| | | 6 | Toile cirée pour table ................... A. | Id. | 2 00 | | |

### CHAPITRE XI.

#### MATIÈRES PREMIÈRES POUR CONFECTIONS.

| | | | | | | | |
|---|---|---|---|---|---|---|---|
| 64 | Draps, toiles et étoffes............... | 14 | Toile de coton de 0ᵐ,90 de large.......... A. | Mètre. | 0 90 | Id. | |

### CHAPITRE XIII.

#### MATÉRIEL EMPLOYÉ SPÉCIALEMENT POUR LE SERVICE EN CAMPAGNE.

| | | | | | | | |
|---|---|---|---|---|---|---|---|
| 71 | Objets pour le service de santé en campagne............ | 17 | Bassine en tôle émaillée, grande............ | Nombre | 5 00 | 1 | |
| | | 18 | — — moyenne.......... | Id. | 4 00 | 1 | |
| | | 19 | — — petite............. | Id. | 3 00 | 1 | |



| | | | | | | | |
|---|---|---|---|---|---|---|---|
| 74 | Denrées et objets de consommation (au nombre)........... | 25 | Plâtre à mouler (boîte en fer-blanc soudée, de 5 kilos)............................... | Id. | 4 00 | 1 | |
| | | 32 | Verre de lampe.............................. | Id. | 0 25 | 2 | |
| | | 9 | Eponge ordinaire........................ A. | Kilog. | 15 00 | Suivant les besoins. | |
| 75 | Denrées et objets de consommation (au poids)............. | 11 | Ficelle fine............................. A. | Id. | 3 00 | Id. | |
| | | 12 | — forte............................. A. | Id. | 1 80 | Id. | |
| | | 13 | — moyenne......................... A. | Id. | 2 00 | Id. | |
| | | 14 | Fil à coudre, blanc ou *bis*............... A. | Id. | 10 00 | Id. | |
| | | 17 | Mèche plate............................. A. | Id. | 6 00 | Id. | |

**Objets de consommation non compris dans la nomenclature et à acheter dans le commerce.**

| | | | | | | | |
|---|---|---|---|---|---|---|---|
| | | | Acétanilide.............................. A. | Kilog. | 8 00 | 1 000 0 500 0 200 | (1) A acheter chez M. Savary, 33, place Saint-Denis, à Amiens. |
| | | | Pétrole................................. A. | Id. | Divers. | Suivant les besoins. | |
| | | | Sinapisme liquide Savary (le flacon) (1). A. | Nombre | 1 75 | Id. | De 3 kilogrammes. De 2 kilogrammes. De 1 kilogramme. De 500 grammes. |
| | | | Boîte ronde avec couvercle en fer blanc. A. | Id. | 2 50 | Id. | |
| | | | Sébile en bois de 2 litres................. A. | Id. | 1 00 | 1 | |
| | | | — — de 1 litre.................. A. | Id. | 0 80 | 1 | |
| | | | — — de 50 centilitres........... A. | Id. | 0 60 | 1 | |
| | | | Corde pour tord-nez..................... A. | Kilog. | 10 00 | Suivant les besoins. | (2) Ces matières devront, jusqu'à épuisement des approvisionnements du service de santé, être portées sur les demandes de matériel à fournir par les hôpitaux militaires. |
| | | | Ficelle fouet........................... A. | Id. | 4 50 | Id. | |
| | | | Filasse épurée simple (2)................ A. | Id. | 1 50 | Id. | |
| | | | Poupée de chanvre (2)................... A. | Id. | 2 00 | Id. | |
| | | | Huile à brûler ......................... A. | Litre. | 1 60 | Id. | |
| | | | Seringue en étain à piston de 2 litres.... A. | Nombre | 10 00 | 1 | |
| | | | — — de 1 litre..... A. | Id. | 8 50 | 1 | |

| Numéro | Dénomination (par unité sommaire) | Numéro | Dénomination (par unité détaillée) | Unité réglementaire | Prix ministériel | Quantités approximativement nécessaires pendant 3 mois | Observations |
|---|---|---|---|---|---|---|---|

### Médicaments et objets exclusivement destinés au chargement de la voiture de pharmacie.

| Numéro | Dénomination (par unité sommaire) | Numéro | Dénomination (par unité détaillée) | Unité réglementaire | Prix ministériel (fr. c.) | Quantités approximativement nécessaires pendant 3 mois | Observations |
|---|---|---|---|---|---|---|---|
| 4 | Objets de consommation de pharmacie (au poids)......... | 4 | Liège en broche............................ | Kilog. | 3 50 | Suivant les besoins. | |
| 30 | Appareils et instruments de pharmacie............... | 209 | Spatule ordinaire en fer de 15 centimètres... | Nombre | 0 50 | Id. | |
| 38 | Objets pour le service de la dépense et de la cave.......... | 27 | Entonnoir ordinaire en fer-blanc de 50 centilitres....................................... A. | Id. | 0 50 | Id. | |
| | | 28 | Entonnoir ordinaire en fer-blanc de 25 centilitres....................................... A. | Id. | 0 40 | Id. | |
| 40 | Outils et ustensiles pour ateliers...... | 119 | Hachette........................... A. | Id. | 3 00 | Id. | |
| | | 137 | Lime plate ordinaire de $0^m,205$........... A. | Id. | 1 00 | Id. | |
| | | 38 | Burette pour l'huile à brûler de 1 litre bouchée au liège............................ | Id. | 1 20 | Id. | |
| | | 56 | Ciseaux à lampe petits....................... | Id. | 1 30 | Id. | |
| | | 97 | Flacon carré à ouverture large de $0^l,75$...... | Id. | 0 40 | Id. | |
| | | 98 | — — — de $0^l,50$...... | Id. | 0 30 | Id. | |
| | | 101 | — — — de $0^l,06$...... | Id. | 0 10 | Id. | |
| | | 105 | Flacon bouché à l'émeri à ouverture large de $0^l,50$............................ | Id. | 0 60 | Id. | |
| | | 108 | Flacon bouché à l'émeri à ouverture large de $0^l,06$............................ | Id. | 0 20 | Id. | |
| 71 | Objets pour le service de santé en campagne.............. | 111 | Flacon à ouverture ordinaire de $0^l,75$........ | Id. | 0 40 | Id. | |
| | | 112 | — — — de $0^l,50$........ | Id. | 0 30 | Id. | |
| | | 115 | — — — de $0^l,06$........ | Id. | 0 10 | Id. | |
| | | 119 | Flacon carré à ouverture ordinaire bouché à l'émeri de $0^l,50$........................ | Id. | 0 60 | Id. | |
| | | 125 | Flacon carré bouché au liège en fer-blanc de 1 litre................................. | Id. | 1 00 | Id. | |
| | | 136 | Lanterne avec réflecteur et souche.......... | Id. | 10 00 | Id. | |
| | | 158 | Pliant de campement..................... | Id. | 2 00 | Id. | |
| | | 166 | Réservoir à eau en tôle galvanisée de 25 litres. | Id. | 30 00 | Id. | |
| | | 188 | Seau en toile........................... | Id. | 2 00 | Id. | |
| | | 189 | Seringue en étain de 10 centilitres.......... | Id. | 4 50 | Id. | |
| 73 | Bâches, cantines et récipients pour emballage........... | 9 | Boîte pour mèches plates, grande........ A. | Id. | 0 80 | Id. | |
| 74 | Denrées et objets de consommation (au nombre).......... | 2 | Allumettes amorphes (boîte de 50)....... A | Id. | 0 10 | Id. | |
| | | $2^{10}$ | Canif............................. A. | Id. | 1 50 | Id. | |
| | | 6 | Crayon............................ A. | Id. | 0 10 | Id. | |
| | | $7^2$ | Encre noire (cruchon de 250 grammes).. A. | Id. | 0 80 | Id. | |
| | | 9 | Encrier............................ A. | Id. | 1 00 | Id. | |
| | | 11 | Epingles (le mille)................... A. | Id. | 1 00 | Id. | |
| | | $17^2$ | Grattoir............................ A. | Id. | 1 50 | Id. | |
| | | 24 | Papier écolier (la main)............... A. | Id. | 0 50 | Id. | |
| | | 27 | Plumes métalliques (boîte de)........... A. | Id. | 1 50 | Id. | |
| | | 28 | Porte-plume........................ A. | Id. | 0 05 | Id. | |

### Flacons destinés au chargement des cantines vétérinaires (1).

| Numéro | Dénomination (par unité sommaire) | Numéro | Dénomination (par unité détaillée) | Unité réglementaire | Prix ministériel | Quantités approximativement nécessaires pendant 3 mois | Observations |
|---|---|---|---|---|---|---|---|
| | | | Flacons carrés en verre, bouchés à l'émeri de 500 grammes............................ | Id. | | Id. | (1) Ces flacons sont fournis par le magasin central. |
| | | | Flacons carrés en verre, bouchés à l'émeri de 125 grammes........................... | Id. | | Id. | |
| | | | Flacons carrés en verre, bouchés au liège de 500 grammes........................... | Id. | | Id. | |
| | | | Flacon carré à ouverture ordinaire de 250 grammes............................ | Id. | | Id. | |
| | | | Flacon carré bouché au liège, de 125 grammes. | Id. | | Id. | |
| | | | — — — forme éprouvette de 15 grammes.......................... | Id. | | Id. | |

Paris et Limoges. — Imprimerie militaire Henri CHARLES-LAVAUZELLE.